AF467653

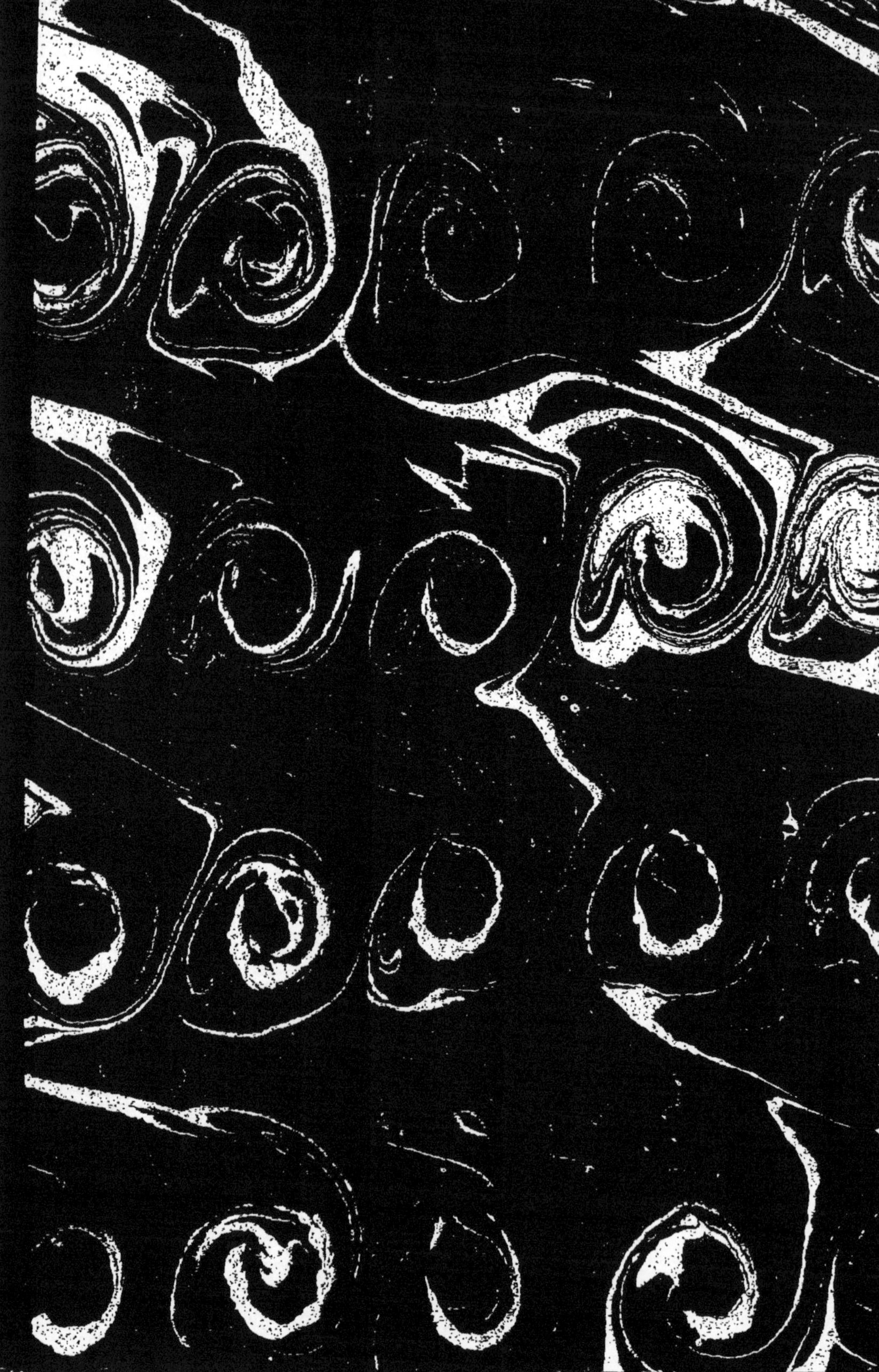

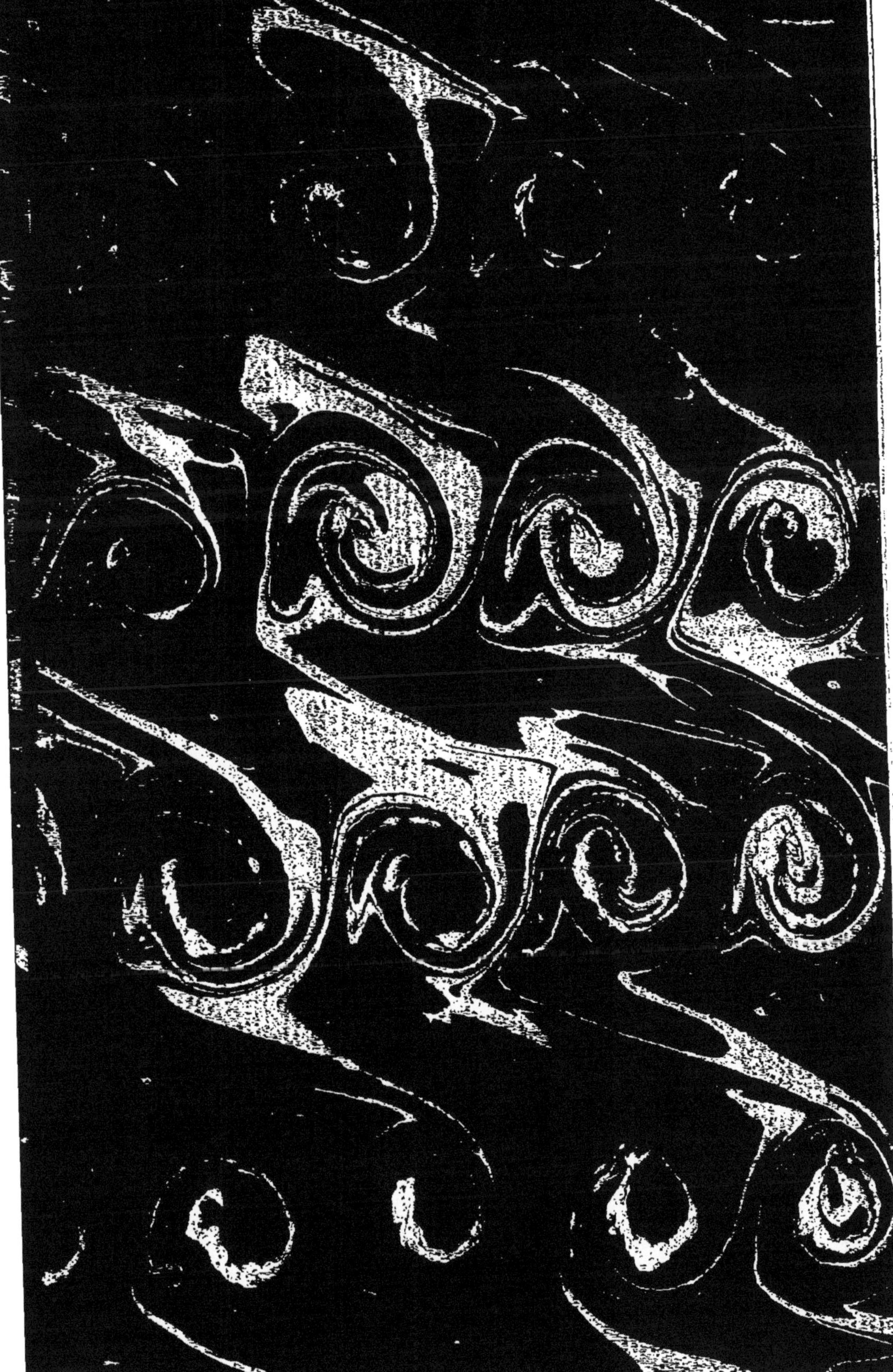

PRÉJUGÉS
ET
USAGES ABUSIFS
CONCERNANT
LES FEMMES ENCEINTES,
CELLES NOUVELLEMENT ACCOUCHÉES
ET LES ENFANS NOUVEAUX-NÉS.

PAR M. SAUCEROTTE,

De l'Académie Royale des Sciences & Belles-Lettres de Nancy, Associé de l'Académie Royale de Chirurgie de Paris.

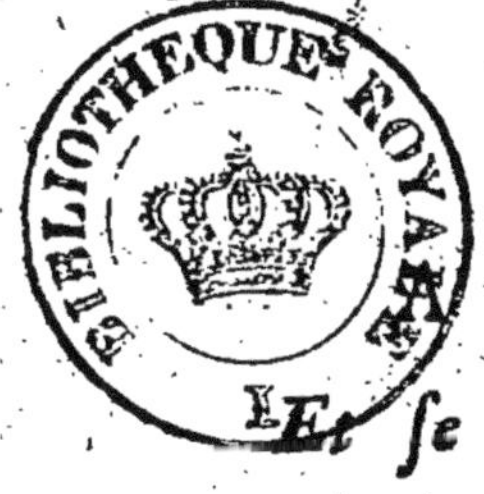

A NANCY,
Et se trouve A PARIS,
Chez J. B. G. MUSIER, Libraire, rue du Foin.

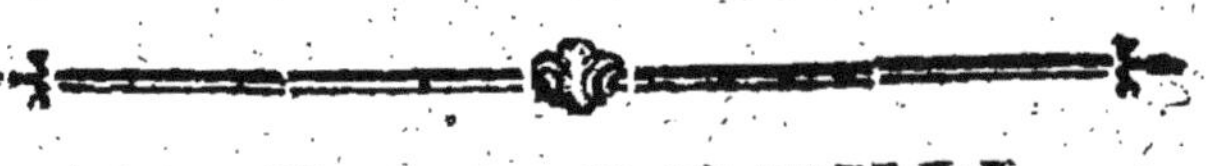

M. DCC. LXXVII.

A MESSIEURS
De la Société Patriotique de Hesse-Hombourg.

MESSIEURS,

JE ne puis mieux vous témoigner ma reconnoissance, pour l'honneur que vous m'avez fait de m'admettre au nombre de vos Membres, qu'en vous dédiant un Opuscule qui entre aussi efficacement dans les vues de votre institution. Pour l'encouragement des connoissances & des mœurs : *voilà votre épigraphe : &, certainement, un Souverain qui aime ses Sujets, ne peut que voir, avec la plus grande satisfaction, une Société, aussi utile que la vôtre, s'éta-*

blir dans ses États, & être affiliée par celle que protège & encourage, chez-lui, GUSTAVE, le jeune Roi philosophe.

Flatté, MESSIEURS, *de pouvoir vous donner publiquement une assurance des sentimens de la plus haute estime, avec lesquels j'ai l'honneur d'être,*

MESSIEURS,

Votre très-humble & très-obéissant serviteur,
SAUCEROTTE.

EXTRAIT
Des Registres de l'Académie-Royale de Chirurgie.

Du Jeudi 18 Juillet 1776.

MONSIEUR BORDENAVE, Directeur, & moi, chargés de l'examen d'un Mémoire couronné par l'Académie-Royale des Sciences & Belles-Lettres de Nancy, dans lequel M. SAUCEROTTE traite de *plusieurs Préjugés & Usages abusifs, concernant les Femmes enceintes, celles qui sont accouchées, & les enfans en bas âge*; en ayant fait le rapport, la Compagnie a accordé à M. SAUCEROTTE la permiſſion de prendre, à la tête de cet Ouvrage qu'elle a jugé *utile*, le titre D'ASSOCIÉ DE L'ACADÉMIE-ROYALE DE CHIRURGIE : En foi de quoi je lui ai expédié le préſent Extrait des Regiſtres, que je certifie véritable.

A Paris, le 19 Juillet 1776.

LOUIS,

Secretaire-perpétuel de l'Académie-Royale de Chirurgie, &c.

patriotes, mais à l'humanité en général : car les préjugés & les abus sont de tous les lieux, &, à quelques légeres nuances près, appartiennent également à toutes les Nations.

J'ai rangé à la fin de l'Ouvrage, par ordre alphabétique, les termes de l'Art qui pourroient ne pas être familiers à certains Lecteurs, & j'en donne l'explication. Ces termes se trouvent, dans le Livre, suivis d'un astérisque ou étoile.

. . . . Tibi se mortalia sæpè
Corpora debebunt.

Ovid.

Lorsqu'on jette un coup-d'œil philosophique sur les progrès de l'esprit humain, on est étonné de voir que, rélativement à plusieurs choses de seconde utilité & difficiles en elles-

mêmes, il ait comme franchi les bornes qui sembloient lui être prescrites, tandis qu'il a négligé beaucoup d'objets de nécessité premiere, & d'une exécution facile. Est-ce une marque de notre foiblesse ou de notre vanité de ce que nous cherchons à nous roidir contre les obstacles, tandis que nous laissons en arriere ce qui demande peu de recherches & de peines? En effet, on a sondé la profondeur des abymes; on a maîtrisé les élémens; on a parcouru des milliers de lieues pour découvrir des contrées; à force de travail & d'application, nous sommes parvenus à connoître les révolutions de ces corps énormes qui se meuvent dans l'immensité de l'espace; nouveaux prométhées; nous avons dérobé le feu du Ciel, en approfondissant les

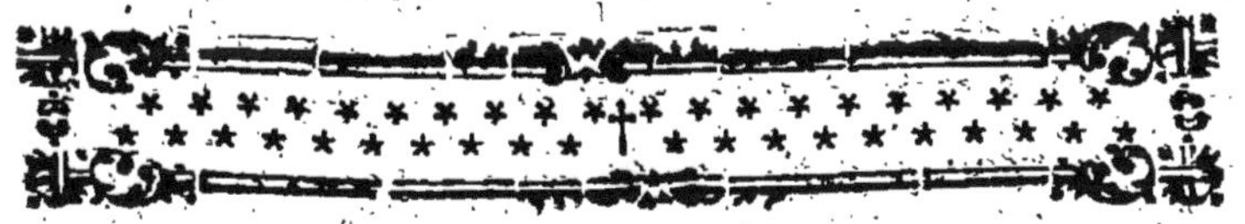

AVERTISSEMENT.

DEpuis plus de quinze ans que j'ai eu des occasions très-fréquentes d'exercer l'Art des accouchemens naturels & laborieux, j'ai été à même d'observer, comme plusieurs autres Praticiens, combien il y a de Préjugés & d'Usages abusifs, rélativement aux Femmes enceintes, à celles qui sont accouchées, & aux enfans en bas âge. *J'ai vu, avec affliction, que ces Préjugés & Usages abusifs font dégénérer l'espece humaine: en conséquence, j'ai cru devoir m'élever contr'eux, & indiquer les moyens de les détruire. C'est pourquoi j'ai ren-*

fermé, dans un Ouvrage précis & à la portée de tout le monde, les réflexions que j'ai faites, pendant le cours de ma pratique, sur une matiere aussi importante.

Je ne prétends pas que cet Opuscule ne contienne que des nouvelles découvertes, & n'offre que des objets que personne n'a encore examinés: mais je suis persuadé qu'il suffit quelquefois de bien observer & apprécier certaines choses, & de les présenter sous l'aspect convenable au plus grand nombre, pour qu'elles portent avec soi un mérite réel d'utilité. C'est sous ce point de vue que l'Académie-Royale des Sciences & Belles-Lettres de Nancy a honoré mon travail de ses suffrages; en jugeant qu'il pouvoit être utile, non-seulement à mes Com-

» *rons ; votre Ouvrage ſera court,*
» *bien reçu du Public, & lu avec*
» *fruit, parce qu'on en ſaiſira facile-*
» *ment tous les objets.* " *Je ne veux donc que combattre des Préjugés, & attaquer des Uſages abuſiſs, en circonſcrivant la matiere de telle ſorte qu'elle ne paſſe pas les bornes d'un Mémoire académique, qui ne jouira de la confiance générale, qu'autant qu'il méritera les ſuffrages de la Compagnie éclairée à qui je l'offre.*

phénomènes électriques, & avons, pour ainſi dire, arraché par leur moyen la foudre des mains du Créateur; en un mot, on a décompoſé en quelque ſorte le corps entier de la nature, & l'on a dédaigné d'apprendre les Rudimens de la Science phyſique de l'homme. Une routine aveugle dirige la plupart des ſoins que l'on donne aux Femmes enceintes, à celles qui ſont accouchées, & aux enfans en bas âge: *leur conſtitution en ſouffre, & le Citoyen obſervateur voit, avec affliction, que l'exiſtence de ſes ſemblables eſt altérée dans ſa ſource & dans ſon principe. C'eſt contre les erreurs qui y donnent lieu, que je m'éleve aujourd'hui; c'eſt devant le Tribunal de nos Sages & de nos Savans, que je vais défendre la cauſe de l'humanité en général, & principalement cèlle de mes Compatriotes. L'amour du bien public, dont mes Juges ſont animés, ne peut que me les rendre ſavorables, ſi j'ai le bonheur de leur préſenter quelques vues utiles.*

Mon but, dans cet Opuſcule, n'eſt pas de donner des préceptes bons en eux-mêmes, & connus de tout le monde: ce ſeroit multiplier mal-à-propos le nombre des Livres que nous avons déja. „ N'écrivez-pas tout ce „ qu'il faut faire, m'ont dit pluſieurs „ perſonnes ſenſées; votre travail ſe„ roit rempli de choſes ſuperflues, „ puiſque nous y trouverions ce que „ nous ſavons déja, & exécutons tous „ les jours: indiquez-nous ſeulement „ les points dans leſquels nous er-

PRÉJUGÉS ET USAGES ABUSIFS

Concernant les Femmes enceintes.

PREMIERE PARTIE.

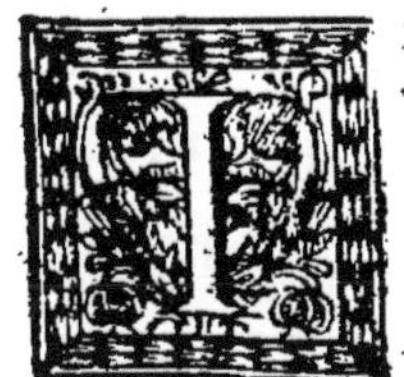

L n'y a point d'Être plus intéressant, plus précieux, plus digne de notre attention & de nos soins, que celui qui, jouissant d'abord de sa vie particuliere, nourrit, en outre, dans son sein un individu qui, à son tour, doit perpétuer l'espece. Le ménagement & la vénération pour les Femmes enceintes étoient portés à un tel point chez quelques Peuples de l'antiquité, qu'on punissoit irrémissiblement de mort ceux qui osoient les frapper. Si la crainte des maux qui pouvoient résulter pour la mere & le fœtus, * des excès commis sur elle, a établi jadis une Loi si rigoureuse; comment, dans un siecle de lumiere comme le nôtre, n'observe-t-on pas les effets souvent funestes de certaines habitudes & coutumes qui leur sont rélatives? En les examinant, je vois d'abord qu'une pudeur mal entendue engage la plupart des Femmes à cacher leur grossesse autant qu'elles le peuvent; celles mêmes à qui elles doivent le jour leur inspirent cette retenue, & c'est un point d'éducation dans certaines familles, comme si l'on devoit avoir honte de remplir le premier vœu de la nature, & de s'acquitter de la fonction qui nous rend le plus ressemblans au Créateur. Pourquoi donc s'efforcer d'en soustraire la connoissance aux yeux du Public, en se serrant & comprimant le ventre, (*) par le moyen de la ceinture des jupes, & par celui des corps à baleines? Ce qui étrangle les intestins *; y gêne & retarde le cours des matieres stercorales *, qui se durcissent par la résorbtion * de leurs parties les plus ténues * & les plus déliées. La premiere incommodité qui en résulte est la constipation, toujours dangereuse par les efforts qu'il faut faire pour aller à la selle, lesquels se portent sur la matrice, & occasionnent souvent des fausses-couches: ensuite ces particules passées dans le sang le corrompent, & dis-

* Compression du ventre, par le moyen de la ceinture des jupes & des corps à baleines.

posent le germe de maladies putrides, qui se développe après l'accouchement. Ajoutons que la pression extérieure empêchant la libre expansion * du fœtus *, il prend une mauvaise situation : ce qui occasionne par la suite un accouchement laborieux, comme nous le voyons chez la plupart des filles qui ont caché soigneusement leur grossesse. Les ligatures & compressions produisent souvent aussi des descentes, par la disposition qu'ont les intestins * gênés à se porter vers les ouvertures qui se trouvent dans la circonférence du bas-ventre.

Mais on se récrie, au sujet des corps à baleines, sur la taille qu'il faut conserver aux jeunes Femmes. Je demande comment on peut parvenir à ce but, en comprimant les visceres, & en les déplaçant, pour ainsi dire, de l'endroit qu'ils occupent

pent naturellement; en y faiſant ſéjourner les liqueurs, & en donnant lieu, par ce moyen, aux obſtructions? Si l'avantage paroît en être momentanée, abſtraction faite du tort que peut en reſſentir le fœtus *, combien ne ſe prépare-t-on pas de maux pour l'avenir? Les charmes de la jeuneſſe paſſent bien vîte, & l'on anticipe les infirmités de la vieilleſſe. Je me crois même obligé de dire que j'ai vu pluſieurs jeunes Femmes qui avoient porté des corps baleinés pendant leurs premieres groſſeſſes, & à qui le ventre n'en eſt pas moins reſté fort gros. L'engouement * des fluides *, auquel les compreſſions donnent lieu, explique la choſe. Les corps ont, en outre, l'inconvénient d'applatir les mamelons * des ſeins, & de rendre par conſéquent les femmes incapables d'allaiter, ou du moins de leur préparer beaucoup de maux & à leurs nourrissons.

Saignée du bras.

Je passe à un autre objet très-intéressant, c'est la saignée. La routine veut qu'on saigne du bras les femmes grosses, à quatre mois & demi, à sept & à neuf. J'ai été plusieurs fois à même, dans le cours de ma pratique, de voir des femmes auxquelles il m'étoit difficile de persuader que ces évacuations périodiques * & artificielles de sang n'étoient fondées sur aucun principe qui eût sa source dans l'économie animale. Combien les gens de l'Art n'ont-ils pas observé d'accidens survenus par l'opiniâtreté de certaines personnes qui s'opposoient à ce qu'on saignât avant le terme de quatre mois & demi, ou dans d'autres temps que le préjugé n'adoptoit pas? Des saignées faites inutilement, & seulement pour se conformer à un usage abusif, n'ont-elles pas eu auſſi les ſuites les plus funeſtes? Il y a des Femmes qui certainement n'ont jamais, ou preſque jamais beſoin d'être ſaignées dans le cours de leur groſſeſſe: telles ſont celles qui ont la fibre * molle & lâche, qui ſont pâles & décolorées; en un mot, qui ſont d'une conſtitution indolente & pituiteuſe. J'ajoute que cette opération ſeroit nuiſible à celles qui ſont dans un état d'inanition, qui depuis longtemps ſont dégoûtées, & vomiſſent immédiatement après avoir pris quelqu'aliment; à celles qui ont la diarrhée *, la bouche amere, le teint & ſur-tout le blanc des yeux jaunes; à celles qui crachent conſidérablement, ſur-tout avant d'avoir mangé; à celles enfin qui ont des renvois aigres ou ſentant l'œuf couvi. D'un autre côté, il ſeroit très-dangereux de ne pas ſaigner, indiſtinctement dans tous les temps de la grossesse ; les femmes qui, ayant la fibre * roide & solide, & qui étant sanguines, ressentent des engourdissemens, & éprouvent des lassitudes sans les avoir occasionnées, ont des pesanteurs de tête ou des étourdissemens, ont un goût de sang dans la bouche, souffrent à la région des reins, sont affectées d'une maladie inflammatoire, ou ont une perte utérine * ; ont enfin les extrêmités * inférieures douloureuses, ou enflées par l'empêchement du retour du sang, ou variqueuses *.

Saignée du pied.

Si, dans le systême vulgaire, on abuse des saignées du bras, aussi redoute-t-on trop celles du pied, qui cependant sont nécessaires dans les apoplexies sanguines, à la suite des lésions considérables de la tête, & dans les hémorrhagies menaçantes par le nez & par la bouche. Certainement, ſi la ſaignée du pied étoit auſſi fatale aux Femmes enceintes que le Public ſe le perſuade, les Hôpitaux des enfans trouvés ne ſeroient pas ſi peuplés qu'ils le ſont.

Vomitifs.

On craint trop auſſi les vomitifs, que les Miniſtres de ſanté ſont cependant dans le cas d'adminiſtrer quelquefois, avec les ménagemens que la prudence leur ſuggère; & je dirai, comme ci-devant, qu'il n'y auroit pas autant de bâtards qu'il y en a, ſi les vomitifs occaſionnoient toujours des fauſſes couches. En réfléchiſſant un peu, l'on comprendroit, ſans peine, que la plupart des femmes étant ſujettes, dans les premiers mois de la groſſeſſe, à des vomiſſemens ſpontanées *, qui ne s'exécutent quelquefois que par des efforts conſidérables, elles n'accouchent pas prématurément * pour cela: au lieu que celles qui ont des toux violentes, font souvent des fausses-couches. Dans le vomissement, l'action spasmodique * du diaphragme * est de bas en haut; au lieu que dans la toux elle est de haut en bas: ce qui cause des saccades *, qui de proche en proche se communiquent à la matrice.

Purgatifs. La prévention du Public, contraire aux purgatifs, le cède de peu à celle que je viens d'attaquer. J'avoue que s'ils étoient forts & actifs ils pourroient irriter les intestins *, de maniere à déterminer le travail: mais cela n'aura pas lieu, si l'on se contente de purger avec la rhubarbe, à petite dose, unie avec la manne; ou avec la crême de tartre; ou avec la magnésie blanche, selon l'indication *. J'ai même observé que la purgation est indispensable chez les Femmes dont les digestions sont dépravées, dans les derniers mois ; parce que, ſans cette précaution, les ſuites de couches ſont ſouvent compliquées de dévoiement, & de fievres de mauvais caractere.

Il y a beaucoup de gens qui regardent les lavemens comme pernicieux aux Femmes enceintes. Ils allèguent, pour raiſon, qu'ils relâchent les ligamens de la matrice, & les attaches du fœtus * à ſa mere : ce qui eſt une abſurdité. Ils ajoutent que ces eſpeces d'injections cauſent des vents, & par conſéquent des coliques ; ce qui n'eſt pas moins faux : car une ſeringue bien pleine, & artiſtement garnie, ne peut phyſiquement le faire. Il eſt vrai que, s'il y a déja beaucoup de vents renfermés dans les inteſtins *, le lavement les déplace & les pouſſe devant lui ; ce qui peut cauſer pour un moment la colique : mais elle ſe diſſipe promp-

Lavemens.

tement, & la Femme est soulagée après avoir rendu le lavement, avec lequel les vents s'évacuent. Les personnes instruites savent que ces especes d'injections, préparées suivant l'indication curative *, sont merveilleuses contre la constipation à laquelle sont sujettes les Femmes grosses: car j'ai vu, & les autres Praticiens l'ont observé comme moi, des fausses-couches occasionnées par les efforts que certaines avoient faits pour expulser leurs excrémens durcis. J'ajouterai que les lavemens conviennent à celles qui sont pléthoriques *, sans même qu'elles soient constipées. En un mot, leur usage est très-avantageux dans les embarras de tête, les coliques, & toutes les maladies aiguës *. Je ne vois que les cas d'inanition & d'épuisement qui les contre-indiquent, si ce n'est les lavemens nourrissans, qui, au contraire, doivent être adminiſtrés, avec la précaution de les garder un peu de temps, afin qu'ils puiſſent s'inſinuer dans les conduits du chyle *.

Les bains.

Les bains paſſent pour être d'un danger extrême dans l'état de groſſeſſe. On vient encore à bout de perſuader celles qui ſont affectées de vérole d'uſer de ce moyen préparatoire. Mais un Médecin très-inſtruit m'a dit avoir vu, avec douleur, qu'on s'oppoſa un jour à ce qu'une Femme enceinte, attaquée de colique néphrétique, fût baignée; remède qui l'avoit guérie en pluſieurs autres attaques: de crainte, diſoit-on, d'occaſionner une fauſſe-couche, qui arriva, au contraire, par le défaut de ce moyen curatif *.

Amuletes.

Faut-il donc que l'erreur s'étende juſques ſur les choſes qui en elles-mêmes paroiſſent de très-peu d'importance, & qui ſont cependant d'une très-grande dans leurs effets, en ce qu'elles donnent lieu à une fauſſe ſécurité, en empêchant d'avoir recours à des moyens efficaces? je veux parler des amulettes *, que nombre de Femmes portent lors qu'elles ſont menacées d'une fauſſe-couche. J'en dirai autant des topiques, & de certains breuvages, même très-dégoûtans, que quelques-unes avalent.

Exercice immodéré, promenades fatigantes.

Je dois improuver auſſi un autre préjugé aſſez généralement répandu; c'eſt de croire qu'il faille que les Femmes s'agitent beaucoup, & faſſent des promenades fatigantes ſur la fin de leur groſſeſſe. J'avoue qu'un exercice modéré eſt autant ſalutaire que j'ai obſervé qu'un immodéré eſt nuiſible: & je dois aſſurer, avec la candeur qu'exige de moi l'intérêt de mes ſemblables, que je n'ai jamais vu accoucher plus facilement celles qui s'étoient beaucoup exercées : mais qu'au contraire, elles ont en général un travail plus laborieux que celles qui ſe ſont exercées avec modération.

Préjugé ſur ce que les femmes enceintes peuvent manger indiſtinctement de tout, & doivent prendre beaucoup de nourriture.

Il n'eſt pas inutile de dire ici que les Femmes enceintes s'expoſent beaucoup, en mangeant indiſtinctement de tout ce qui leur vient dans l'imagination ; c'eſt-à-dire, en ſatisfaiſant leur appétit par des mets lourds, indigeſtes & mal-ſains, au lieu de prendre une bonne nourriture ; ou bien en s'efforçant à manger beaucoup, ſans qu'elles y ſoient excitées par la faim ; & cela ſous prétexte qu'il faut ſuſtenter la mere & l'enfant qu'elle porte. Mais l'état de groſſeſſe rendant le ventre pareſſeux ; dérangeant la filtration des liqueurs qui ſervent à faire digérer ; mettant enfin l'eſtomac à la gêne, les indigestions ont facilement lieu, & ont, comme on sait, de dangereuses suites; enfin les fausses digestions, causées par des substances alimentaires indigestes & de mauvais suc, engendrent des humeurs dépravées qui, à la suite de l'accouchement, produisent des maladies dangereuses, & souvent mortelles.

Attouchemens réitérés & peu ménagés de l'orifice de la matrice pendant le travail.

Je ne puis que me récrier contre une pratique abusive que j'ai vu adopter par toutes les Sages-femmes, ou peu s'en faut: elles appellent cela *travailler*; & les Assistantes disent que la Mâtrone a bien ou mal *travaillé*: ce qui indique que c'est un abus généralement admis. Je veux parler des attouchemens continuels & peu ménagés qu'elles font aux Femmes qui sont dans les maux, en s'efforçant de dilater mal-à-propos l'orifice de la matrice, dans la fausse vue de hâter le travail. Que réſulte-t-il de cette mauvaiſe manœuvre ? Des excoriations *, des contuſions, & un gonflement qui retient les lochies * dans le viſcere, & les y fait croupir : ce qui donne lieu à une fievre ſymptomatique *, cauſée quelquefois auſſi par l'inflammation, & enſuite par la ſuppuration des parties contuſes & léſées. Les vuidanges maſquent l'écoulement du pus : la ſuppuration entraîne la fonte du tiſſu cellulaire * de la partie ſupérieure du vagin, de l'orifice de l'uterus * & de ſon col : il en réſulte des relâchemens, des chûtes & des renverſemens de ces parties : enfin il reſte, après la guériſon même, des cicatrices qui rendent longs & pénibles les accouchemens ſubſéquens *. L'ouverture des Femmes mortes après des accouchemens longs, & dans leſquels les

Sages-femmes avoient vigoureusement *travaillé*, a démontré ce que je viens d'exposer.

Saignée dans les maux.

Dès que le travail paroît lent, il est d'usage qu'on fasse saigner, sans qu'on examine quelle peut être la cause du retardement. Dans l'idée même qu'en général la saignée hâte l'accouchement, la plupart des Femmes réservent leur troisieme saignée de neuf mois pour dans les maux. Il y a cependant une juste appréciation à faire des cas où elle convient ou non; & je dirai, d'après l'expérience, qu'elle est utile, 1°. Lorsque l'orifice de la matrice manque de flexibilité pour se prêter à l'extension & à la dilatation nécessaires; qu'il est dur, gros, épais, fort chaud, gorgé de sang: 2°. Si, après l'écoulement des eaux, les douleurs deviennent déchirantes, & le ventre douloureux; 3°. Lorsque la

Femme est menacée ou attaquée de convulsions dépendantes de la pléthore *; 4°. Enfin lorsqu'il se déclare une perte utérine * dans le commencement du travail.

La saignée du pied est indiquée dans le cas d'une violente hémorrhagie par le nez ou par la bouche; ou lorsqu'il se manifeste des signes d'un engorgement sanguin à la tête. Au contraire, il seroit très-dangereux de saigner si, le travail étant avancé, il survenoit une perte utérine *; parce qu'alors cette hémorrhagie étant causée par le décollement du placenta *, l'accouchement seul peut la faire cesser, avec les précautions qu'il convient de prendre après; au lieu que la saignée, affoiblissant la Femme, relâche les fibres * de telle sorte, qu'elle fait rester la matrice dans l'atonie * après l'expulsion du fœtus *: ce qui foudroie l'Accouchée par l'écoulement copieux du ſang. J'ajoute que la ſaignée, au lieu d'accélérer les maux, les rallentit, au contraire, chez les Femmes dont la fibre * eſt molle & lâche ; parce qu'alors cette évacuation diminue la force contractile * de l'uterus * & des muſcles du bas-ventre. Dans la circonſtance auſſi que la Femme auroit une indigeſtion, ou des renvois alcalins *, la ſaignée hâteroit la fievre putride, à laquelle ces ſortes de ſujets ſont fort diſpoſés après leurs couches.

Potions cordiales ou emménagogues, & lavemens irritans pour accélérer le travail.

J'ai vu adminiſtrer des potions cordiales *, ou emménagogues *, ou des lavemens irritans, pour accélérer le travail, lorſqu'il y avoit de la lenteur ; & je puis dire en avoir vu ſouvent réſulter de très-fâcheux accidens ; comme douleurs, pertes, inflammation, fievres, ſuppreſſion des lochies *, &c.

Il

Potions cordiales, vin, ou autres liqueurs spiritueuses dans les pertes.

Il y a, au sujet des pertes, un abus presque généralement adopté, & que je condamne d'autant plus qu'il est plus meurtrier. Une Femme est-elle affoiblie par une hémorrhagie utérine * ? Au lieu de la mettre aux incrassans * & astringens * rafraîchissans, on lui administre des potions cordiales *, du vin, ou des autres liqueurs spiritueuses. Il est bien vrai que par ce moyen on relève les forces ; mais ce ne sont que des forces factices*, qui augmentent le mouvement de la circulation, & portent le sang en plus grande abondance & avec plus de célérité vers la matrice : ce qui fait bientôt succomber les malheureuses victimes de l'ignorance, ou du moins les conduit aux portes du tombeau. Je ne vois que l'affaissement général, & l'inanition, sans perte quelconque, dans lesquels les cordiaux * puissent convenir.

Faire marcher pour accélérer le travail.

Lorſqu'on s'apperçoit qu'il y a de la lenteur dans le travail, on croit qu'il eſt néceſſaire de faire marcher les Femmes pour l'accélérer. Cet exercice, je l'avoue, peut être permis, ſi la malade éprouve des engourdiſſemens & des crampes lorſqu'elle eſt debout, aſſiſe ou couchée ; enfin, ſi les maux paroiſſent ne faire des progrès que lorſqu'elle marche. Au contraire, il faut qu'elle s'en abſtienne, ſi elle a une perte ; ſi ſes extrêmités* inférieures ſont enflées ou variqueuſes* ; ſi elle a les grandes lèvres tuméfiées* ; s'il exiſte une complication de deſcente de matrice ou d'inteſtin* ; de même que ſi les eaux ſont percées, s'il fait froid, & que la Femme ſoit mouillée.

Vapeurs humides pour faciliter l'accouchement.

L'intention de faciliter l'accouchement, a certainement fait employer bien des moyens. Mais répondent-ils tous au but qu'on se propose? On fait quelquefois usage des bains de vapeurs, pour relâcher, croit-on, les parties extérieures de la génération, lorsqu'on soupçonne que c'est leur rigidité* qui s'oppose à la sortie du fœtus*. Mais je puis assurer que, physiquement, ces vapeurs humides sont bien plutôt capables d'opérer l'effet contraire; d'autant mieux que, par leur chaleur, elles raréfient * le sang des parties, & les gonflent par conséquent : ce qui augmente la résistance qu'éprouve la tête de l'enfant.

Presser fortement de haut en bas le ventre des femmes en travail, &, qui pis est, les suspendre.

Le moyen prétendu de faciliter l'accouchement, dont je viens de parler, n'est pas, à beaucoup près, aussi dangereux que celui de presser fortement le ventre de haut en bas, pour en expulser l'enfant; ce qui contond les muscles du bas ventre, les intestins* & l'utérus*; suspend les douleurs du travail, retarde par conséquent la sortie du fœtus *, & dispose les boyaux & la matrice à l'inflammation ; maladie très-dangereuse. Si l'enfant, au lieu de se présenter naturellement, est dans une position contre nature, on peut juger combien cette condamnable méthode doit être encore plus funeste à la mere & à son fruit.

Mais les gens sensés pourront-ils croire qu'en certains endroits on suspend au plancher, par le moyen d'une corde passée sous les aisselles, les Femmes dont le travail est long, & qu'on les agite fortement pendant cette espece de supplice, dans la fausse vue de hâter l'accouchement? La chose, quoique pas vraisemblable, n'en est pas moins vraie, & fait gémir le Citoyen philosophe sur les erreurs populaires, en desirant, avec ardeur, que le voile qui les couvre soit déchiré.

Extraction précipitée du placenta *.

Il faut, ſans doute, attribuer au deſir qu'a une Femme d'être bientôt délivrée, dès que ſon enfant eſt venu au monde, & à la joie qu'en reſſentent auſſi les Aſſiſtans, l'uſage où ſont la plupart des Sages-femmes de faire l'extraction du placenta * immédiatement après la ſortie du fœtus *. En avouant cependant qu'il y a une circonſtance dans laquelle cette pratique eſt néceſſaire ; c'eſt lorſqu'il y a une perte cauſée par le décollement de ce même arriere-faix : avec le ſoin d'exciter les contractions de la matrice, pour qu'elle ne reſte pas dans l'atonie * ; ce qui s'opere en l'agaçant intérieurement & extérieurement par de légères frictions *. Ce cas excepté, on doit commencer par lier le cordon ombilical, & ne tenter d'extraire le délivre que lorſqu'on ſent l'utérus * former une tumeur dure, ovalaire

& circonscrite, entre l'ombilic * & le pubis *. La condamnable habitude de délivrer aussi-tôt après la sortie de l'enfant, entraîne après elle les accidens les plus funestes. J'ai été souvent à même d'en voir les effets terribles. Cette mauvaise pratique ou excite des douleurs aussi vives que celles de l'enfantement; ou cause le renversement du fond de la matrice, ou le déchirement même de ce viscère; ou donne lieu à des pertes foudroyantes; ou enfin dispose l'uterus * à un relâchement consécutif *.

Les attouchemens peu ménagés, dont j'ai parlé plus haut, & la méthode très-répréhensible d'extraire précipitamment le placenta *, sont les causes de presque toutes les descentes de matrice dont nombre de Femmes sont attaquées.

Potions & lavemens irri-

Comme le cordon des fœtus * abortifs * est le plus souvent trop foible pour pouvoir ſoutenir l'effort que demande l'extraction de l'arriere-faix, il arrive très-fréquemment qu'au lieu d'abandonner cette opération à la nature, ou au lieu de débarraſſer la malade de cette maſſe charnue, à l'aide des doigts, des pincettes à faux-germes, ou des injections d'eau tiède, on adminiſtre des potions & des lavemens irritans pour parvenir à cette fin : pratique très-dangereuſe; car j'ai vu en réſulter des coliques très-aiguës, des pertes, & même l'inflammation de la matrice.

tans, pour procurer la ſortie du placenta des fœtus abortifs.

Après avoir examiné les Préjugés & les Uſages abuſifs qui concernent les Femmes enceintes, je vais m'occuper, dans la ſeconde Partie, de ceux qui ſont rélatifs à celles qui ſont accouchées.

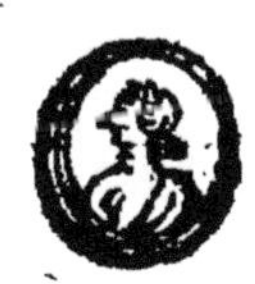

PRÉJUGÉS
ET
USAGES ABUSIFS
Concernant les Femmes accouchées.

SECONDE PARTIE.

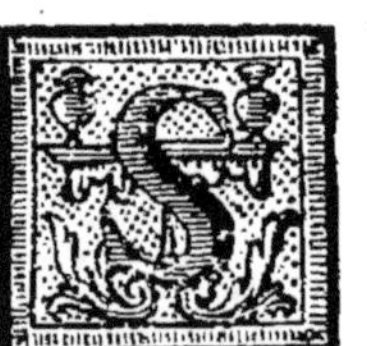

I j'ai relevé les erreurs dans lesquelles on tombe, & les fautes que l'on commet dans les soins relatifs à l'état de grossesse, je ne me crois pas moins obligé d'examiner celles qui ont rapport au traitement des Accouchées ; puiſque ces erreurs & ces fautes contribuent également à faire dégénérer l'eſpece.

Sommeil après l'accouchement.

La fatigue qu'a cauſée le travail de l'enfantement ; l'eſpèce de bien-être que goûte une Femme qui vient d'accoucher ; le repos dont elle a beſoin, & auquel elle ſe livre avec plaiſir, ont fait préſumer que le ſommeil ne pouvoit que lui être un bon reſtaurant. La choſe eſt vraie en elle-même : mais cet uſage eſt ſuſceptible d'inconvéniens que le vulgaire n'enviſage pas. Toutes les parties ſe relâchent pendant le ſommeil ; ce qui s'oppoſe à ce que la matrice, qui a été diſtendue par un volume conſidérable qui rempliſſoit ſa capacité, ſe contracte ſuffiſamment pour reſſerrer les orifices béans de ſes vaiſſeaux ; d'où peut réſulter une perte, à laquelle pluſieurs Femmes ont succombé : l'état de foiblesse étant masqué par le sommeil, de manière à ne pas faire soupçonner qu'elles puissent avoir besoin de secours prompts & efficaces ; & lorsqu'on veut les éveiller, on les trouve mortes. En mon particulier, j'ai vu arriver une fois ce malheur, & des gens de l'Art m'en ont cité d'autres exemples. Si l'on est dans le cas de laisser dormir une Femme immédiatement après qu'elle est accouchée, il faut donc avoir la précaution d'examiner quelquefois dans son lit si l'écoulement des lochies * n'est pas trop abondant.

Bandage serré après l'accouchement.

Dans la fausse vue de soutenir la matrice qui a souffert pendant les neuf mois de la grossesse ; dans la crainte que ses ligamens se relâchent, & qu'il s'ensuive une descente de cet organe ; enfin, dans l'intention aussi de calmer les tranchées, on est dans l'usage de serrer la région hypogaſtrique *, par le moyen d'une ſerviette qui fait le tour du corps, & qui en contient quelquefois une ou deux, pliées en pluſieurs doubles, appliquées ſur le milieu de cette région. Bien-loin que cette méthode ſoit de quelque utilité, je puis aſſurer qu'elle eſt très-dangereuſe, en ce qu'elle fait croupir les lochies * dans le tiſſu des parois de l'uterus *, & dans ſa cavité; ce qui augmente certainement les tranchées, au lieu de les diminuer, & cauſe ſouvent la fièvre, & même l'inflammation du viſcère.

Breuvages & topiques adminiſtrés, dans l'intention d'appaiſer les tranchées utérines *.

Il y a encore un autre préjugé preſque généralement répandu au ſujet des tranchées utérines *, que l'on croit appaiſer par des breuvages quelquefois fort dégoûtans, ou par l'application de quelques topiques *. Comme il eſt très-rare que le premier accouchement ſoit ſuivi de tranchées, on doit inférer delà que celles qui ſe font ſentir dans les couches ſubſéquentes * ne ſont autre choſe que l'effet de quelques engorgemens qui ſont reſtés aux parois utérines*. Les douleurs qu'occaſionne, dans ces circonſtances, l'évacuation des lochies *, ne ſont donc cauſées que par un effort ſalutaire que fait la nature pour lever cet engorgement. D'après cela, on peut juger de quelle inutilité, ou même de quel danger peuvent être certains remedes. Je dis de quel danger; car s'ils ſont narcotiques *, comme quelques-uns les recommandent, ils ſuſpendent l'écoulement d'un fluide dont l'évacuation eſt néceſſaire; ils donnent lieu aux liqueurs de s'engorger davantage, & multiplient par conſéquent la ſomme des douleurs pour la ſuite, lorſque l'action du ſtupéfiant eſt paſſée. Si, au contraire, ces médicamens ſont ſpiritueux * & incendiaires *, comme il eſt d'uſage chez le Peuple, ils augmentent le ton * des fibres *, bien-loin de les relâcher, en même temps qu'ils font aborder une plus grande quantité de fluide à la partie affectée, par l'orgaſme * qu'ils cauſent dans la circulation. Or, ces cauſes réunies, augmentent l'intenſité * des tranchées utérines *, au lieu de les appaiſer.

Si l'on peut permettre quelque choſe aux Femmes qui deſirent ardemment de prendre des remèdes contre les tranchées, ce ſeront les ſeuls adouciſſans, les lavemens émolliens *, & les topiques * de même nature.

Linge ſale.

Le vulgaire croit que le linge blanc procure des évacuations ſanguines, conſidérables après l'accouchement; ce qui eſt une grande erreur; & quelques Sages-femmes, ou Gardes, font, en conséquence, habiller aux Accouchées une chemise sale, & les font coucher dans des draps sales aussi : ce qui peut développer les principes de putridité à laquelle sont sujettes les Femmes en couche, & leur causer des démangeaisons, la fièvre, & même quelquefois une éruption miliaire *.

Air raréfié de la chambre, boissons prises chaudes, ou d'une nature incendiaire *.

Un usage bien pernicieux, & malheureusement trop accrédité, c'est d'échauffer les Femmes accouchées par l'air raréfié * de la chambre, par des boissons prises chaudes, & pis encore par des boissons d'une nature incendiaire * ; telles que le vin, les autres liqueurs spiritueuses *, & sur-tout cette décoction qu'on nomme *bouchet*. Cette chaleur accélère le mouvement de la circulation ; donne lieu à des pertes, ou au moins à un écoulement très-abondant des lochies * ;

cauſe la fièvre & des maladies putrides. Les grandes ſueurs, qui ſont l'effet de cette méthode échauffante, affoibliſſent les malades; rendent leur convaleſcence longue; leur procurent des maux de tête; les conſtipent : & l'on peut aſſurer que ces incommodités ſouvent funeſtes, que l'on qualifie communément du nom de *froids*, proviennent de ce que les Accouchées, étant dans une forte ſueur, ne peuvent mettre leurs bras hors du lit, ſe retourner dedans, ou ſe lever, ſans être ſurpriſes par l'air. J'ai une multitude d'expériences pour moi, que les Femmes, qui ont reſpiré un air tempéré & ſouvent renouvellé, & à qui l'on n'a pas adminiſtré des boiſſons priſes chaudes, ou d'une nature incendiaire *, ont eu des ſuites de couche beaucoup plus heureuſes que celles qui ont ſuivi opiniâtrément la condamnable coutume échauffante, reçue & accréditée.

Crainte des lavemens.

C'est mal-à-propos que l'on redoute les lavemens dans les couches ; car, excepté le jour que le lait monte au sein avec le plus de force, je suis dans l'usage de les prescrire contre la constipation, les maux de tête & les coliques, sans parler d'autres cas où ils sont absolument nécessaires ; & je puis assurer qu'en général rien ne contribue plus à rendre les suites de couches franches, en avouant que celles qui ne nourrissent pas ont plus besoin de ce secours que celles qui allaitent.

Crainte des purgatifs.

Excepté aussi le jour qu'on nomme improprement celui de la fièvre de lait, on doit purger les Femmes accouchées lorsque la nécessité l'exige, & selon l'indication curative *. Le préjugé de croire qu'on ne doit évacuer, par le moyen des purgatifs

purgatifs, qu'après ſix ſemaines, dans la fauſſe crainte d'arrêter l'écoulement des lochies *, a été la cauſe d'une infinité d'accidens. Combien de mères, & d'enfans qu'elles nourriſſoient, n'en ont-ils pas été les victimes?

Crainte des vomitifs.

La crainte que l'on a des vomitifs eſt auſſi mal fondée; & l'on doit les adminiſtrer, avec aſſurance, lorſque beſoin eſt. J'ai émétiſé, dans les premiers jours, après l'accouchement, excepté dans celui de la fougue du lait, & l'ai vu faire par pluſieurs autres Miniſtres de ſanté très-inſtruits, ſans qu'il en ait réſulté aucun accident: j'en ai vu, au contraire, les meilleurs effets.

Crainte de la ſaignée du bras.

Généralement on redoute trop les ſaignées du bras, ſi néceſſaires dans les engorgemens & inflammations de matrice, & dans une multitude d'autres cas où les Gens de l'Art peuvent la prescrire avec fruit. J'ai vu des Malades, regardées comme perdues, sauvées par la saignée faite contre l'avis & aux grandes clameurs de tous les Assistans; & j'en ai vu d'autres, on peut dire assassinées par l'opposition invincible qu'elles, les leurs, & d'autres famelettes ont apportée à ce remede héroïque *.

Bouillons succulens, pris plusieurs fois dans le jour & la nuit.

Les bouillons succulens, que l'on a coutume de faire prendre aux Accouchées chaque trois ou quatre heures, sont sujets à s'alcaliser * dans les premieres voies *; à faire perdre l'appétit; à causer des dégoûts, & même des maladies putrides. Une nourriture un peu solide, modérément rafraîchissante, & non putrescible *, est infiniment préférable. C'est celle que je prescris; & certainement je m'en suis trouvé à merveille dans le cours d'une pratique fort heureuse: en faiſant toujours la diſtinction de celles qui nourriſſent d'avec celles qui n'allaitent pas, pour permettre davantage aux premières ; ce que le vulgaire ignorant ne veut pas comprendre, alimentant indiſtinctement les unes & les autres.

Banquet du Baptême.

On peut avancer, avec certitude, qué les banquets que l'on a coutume de faire dans les Baptêmes, le fracas qu'ils occaſionnent aux oreilles des Accouchées, les converſations que cela leur donne lieu de tenir, les mets lourds & indigeſtes qu'elles y mangent pour l'ordinaire, & les boiſſons échauffantes qu'elles y prennent, ont fréquemment des ſuites fâcheuſes.

Volatils & cordiaux dans l'écoulement abondant des lochies.

Je dirai ici la même choſe, au ſujet des lochies * abondantes, que j'ai dite, dans la première Partie, rélativement aux pertes. Lorſqu'on voit les forces s'affoiblir, il eſt d'ordinaire qu'on faſſe reſpirer des esprits volatils *, & que l'on prescrive des cordiaux *, aulieu des incrassans *, des astringens * rafraîchissans, & d'autres secours que peut administrer un Praticien méthodique, & que j'ai eu quelquefois le bonheur de substituer à temps à la méthode échauffante que la routine aveugle avoit indiquée: pouvant me flatter d'avoir sauvé des Femmes qui alloient bientôt être les victimes de l'ignorance, comme l'annonçoit l'augmentation de l'écoulement sanguin. J'ajoute que les foiblesses ne sont pas si effrayantes aux yeux des Gens instruits qu'à ceux du vulgaire, parce qu'elles donnent le temps au sang de former cailiot à l'embouchure des veines utérines *.

Topiques appliqués sur le sein pour faire

Je ne puis taire que j'ai vu souvent de mauvais effets résulter des topiques appliqués sur le sein, dans l'intention de diſſiper le lait. J'ai ordonné, avec plus de ſuccès, l'application de coton cardé, ou de vieux mouchoirs de mouſſeline, parfumés, ſi l'on veut, de ſucre & de genièvre; avec l'attention de tenir les mamelles relevées, & de les ſerrer très-légérement : mais ſe gardant bien de les comprimer avec violence, comme beaucoup de Femmes en ont la pernicieuſe habitude : ce qui donne lieu à des dépôts fâcheux & de longue durée, enſuite de la contuſion des glandes de ces parties.

passer le lait.

Il y a une erreur d'autant plus généralement répandue qu'elle a été accréditée par des Phyſiologiſtes & des Accoucheurs du premier ordre; c'eſt de croire que les Accouchées n'ont du lait dans le ſein qu'au troiſième jour. Cette opinion eſt fondée ſur ce que les mamelles ne ſe gonflent évidemment qu'à

Ne faire teter les enfans qu'au troiſième jour.

cette époque, par la fougue de l'ascension du lait. Mais je puis assurer qu'elles contiennent déja de cette liqueur immédiatement après l'accouchement. D'une fausse théorie on a tiré une fausse conséquence pratique : on a cru que la nature ne perfectionnant qu'au troisième jour la secrétion * du lait, les nouveaux-nés n'avoient besoin de nourriture que dans ce temps ; ce qui est une absurdité : car aussitôt après la naissance, les enfans ont des besoins physiques : & la meilleure preuve qu'on puisse en apporter, c'est que si la Mère ou une Nourrice étrangère leur présentent le sein, ils tetent. Pourquoi donc l'homme veut-il toujours mettre des entraves à la marche de la nature ? Pourquoi ne veut-il pas conclure de l'uniformité de ses opérations, d'après l'examen de ce que font les animaux ? Dès qu'ils refpirent, ils sucent le lait de leur mère. Toutes les femelles des quadrupèdes nourrissent leurs petits, sans qu'elles soient troublées dans cette fonction naturelle par les maux qui attaquent le sein des Femmes ; tels que les gerçures des mamelons *, les duretés, l'inflammation, la suppuration du corps même de l'organe ; & par des effets qui en dérivent, ce qu'on appelle *lait répandu* : maux familiers à ces dernières, parce qu'elles attendent au troisième jour, que les mamelles soient engorgées de l'humeur laiteuse, pour les présenter à leurs enfans. Alors ceux-ci ont de la peine à saisir le mamelon * ; l'organe est trop rempli de lait pour pouvoir être vuidé suffisamment : cette liqueur s'y accumule de nouveau : en outre elle a acquis un certain degré d'acrimonie * par son séjour, & elle est devenue trop épaisse pour passer à travers des filières dont le diamètre devoit être préparé par une humeur plus ténue*, qui est le colostre*: difficulté à vaincre, que les Nourrices nomment *casser les cordes*, *rompre les lumieres*. Combien ces différentes incommodités, que les Femmes se procurent, en suivant une routine aveugle, c'est-à-dire, en ne donnant pas le sein aux nouveaux-nés immédiatement après être accouchées, & en attendant au troisième jour qu'il soit gonflé, irrité & douloureux; que le lait soit aigri & trop épais; que les conduits lactifères* soient obstrués: combien, dis-je, ces incommodités n'altèrent-elles pas leur tempérament, & n'influent-elles pas d'une manière désavantageuse sur les enfans? Les inconvéniens qui en résultent, sont de ne pouvoir achever de nourrir dans la circonstance préſente ; de ne pouvoir, la plupart du temps, le faire à la ſuite des accouchemens ſubſéquens * ; enfin de ne faire quelquefois plus d'enfans, ou du moins de n'en mettre au monde que de foibles & valétudinaires. Quel tort une erreur ne fait-elle pas à l'eſpece humaine ? Que les Accouchées préſentent donc le ſein le plutôt poſſible, ſi elles ne veulent pas tomber dans ce dédale de maux.

Les mères de ne pas nourrir leurs enfans.

Si les mères ſont autant expoſées, en tardant à donner aux nouveaux-nés la liqueur qui n'eſt élaborée * chez-elles qu'à cet effet, combien de périls ne courent pas celles qui veulent s'exempter d'un devoir ſi légitime ? Je vais en eſquiſſer le tableau : mais devroit-il être mis devant les yeux d'Etres qui ſe flattent d'avoir la raiſon en partage, pour les engager à remplir le vœu de la nature, & à ſe ſoumettre à la loi honorable & avantageuſe qu'elle leur impoſe? Pourquoi n'eſt-ce pas un opprobre parmi nous de confier les enfans à des Nourrices mercenaires, comme c'en étoit un chez les Grecs, les Romains, les Germains, & actuellement encore chez les Chinois, ainſi que chez d'autres Peuples que nous regardons comme non-policés, & qui cependant connoiſſent mieux que nous les moyens de procurer à l'homme une bonne conſtitution? Faut-il que les lionnes & les tigreſſes dépoſent leur férocité dans les antres des déſerts, en donnant à leurs petits le lait qui leur eſt naturellement deſtiné, pour reprocher aux Femmes leur barbarie, & la honte dont elles ſe couvrent? Enfin celles-ci veulent donc qu'on croie que ce ſont les paſſions & la volupté ſeules qui les ont néceſſitées à être mères; puiſque, dès le moment qu'elles ont mis au jour les malheureuſes victimes de leur cruelle indifférence, elles les rejettent & les écartent au loin.

Je ſais que la plupart des Femmes allèguent qu'elles n'ont pas la force de nourrir; que leur ſanté eſt foible; &, qu'en allaitant, elles l'altéreront davantage. Combien n'apportent-elles pas d'autres raiſons futiles? Je réponds à cela, & j'en ai l'expérience, que de nourrir raccommode bien plutôt le tempérament que de le détruire: & ſi l'on m'apporte des exemples de Femmes mortes après avoir allaité, je dirai qu'elles avoient chez-elles un germe de maladie, qui ſe ſeroit plutôt développé, & qui les auroit fait périr quelques mois auparavant. J'aſſurerai encore que les incommodités de la groſſeſſe ſont pires que celles de l'allaitement;

& qu'il est, on ne peut pas plus rare, qu'une Femme ait pu porter un enfant pendant neuf mois, sans qu'elle puisse ensuite le sustenter de son lait. Si elle est si foible, comme elle veut le persuader, comment soutiendra-t-elle la crise dangereuse de la fougue du lait, sa résorbtion * & son refoulement? Comment, en un mot, résistera-t-elle aux incommodités d'une nouvelle grossesse dont elle est menacée au bout d'un mois ou de six semaines, avant qu'elle soit refaite de la première, & pendant qu'il circule encore chez-elle une liqueur étrangère & ennemie; je veux dire le lait répercuté? La nature outragée vengera donc ses droits sur la mère, & trop malheureusement encore sur l'enfant à naître, qui viendra au monde foible & languissant, & qui, étant confié aux soins d'une Nourrice mercenaire, comme ſon ainé, y périra, ou ſortira de ſes mains valétudinaire. Quelle cauſe, grand Dieu, peut contribuer davantage à faire dégénérer l'eſpèce, & à cauſer la dépopulation!

Mais, je le ſens, dans le ſiècle où nous vivons, où l'intérêt général eſt compté pour rien, & où l'on ſacrifie tout à l'égoïſme, il eſt néceſſaire de démontrer l'avantage perſonnel qu'il y a de nourrir, ou mieux encore les maux individuels pour les mères, ſi elles n'allaitent pas. Ainſi achevons l'eſquiſſe de notre tableau.

Oui, je l'aſſure, l'intérêt propre & la vanité des Femmes devroient leur ſuggérer de nourrir, pour conſerver leur fraîcheur, leur embonpoint, & la beauté de leur ſein, qui eſt expoſé, lorſqu'elles n'allaitent pas, à ſe flétrir par la répercuſſion * ſubite du lait; parce qu'il eſt privé, avec trop de célérité, du fluide qui cauſoit ſa diſtenſion. Les Géorgiennes & les Circaſſiennes ſont certainement les plus belles femmes du monde; elles conſervent même leur fraîcheur juſques dans un âge fort avancé : elles nourriſſent cependant leurs enfans. Que nos Européennes prennent donc exemple ſur ces aſiatiques, ſur ces Peuples que nous nommons efféminés, & qui nous montrent la route du devoir, & l'obligation que nous impoſe la nature. Faut-il ajouter que celles qui n'allaitent pas ont un écoulement abondant des lochies * pendant ſix ſemaines, & quelquefois plus; qu'alors la matrice relâchée par cette longue évacuation, perd ſon action tonique *; que ſon tiſſu s'abreuve facilement, & retient captive les liqueurs qui y abordent : ce qui donne lieu aux fleurs blanches, dont ſont incommodées preſque toutes les Femmes qui ne ſont mères qu'à demi. Une preuve de ce que j'avance, c'eſt que celles mêmes qui ſont habituellement ſujettes à ce fâcheux écoulement, ne s'en reſſentent pas durant le temps qu'elles nourriſſent; & l'on peut dire que cette maladie étoit à peine connue de nos Ancêtres, parce que le luxe, la molleſſe & la corruption n'avoient pas encore porté les mères à refuſer à leur fruit une partie de lui-même. Me niera-t-on qu'une matrice lâche & malade ſoit un organe qui ne peut que mal élaborer * la nourriture du fœtus*, qui naîtra par conſéquent moins vigoureux? Une expérience funeſte ne prouve-t-elle pas qu'un viſcère, ainſi affecté, contient en lui des diſpoſitions à un cancer, qui ſe manifeſte dans le temps critique de la ceſſation des règles? Dirai-je que les glandes des mamelles, engorgées de lait, peuvent rester ſkirreuſes *, & y entretenir ſourdement le principe de la cruelle maladie dont je viens de parler; ou bien que cet engorgement peut donner lieu à une inflammation, & enſuite à une ſuppuration très-dangereuſe, qui au moins flétrit & déforme le ſein où elle s'eſt formée, & le rend ordinairement inhabile à un allaitement futur; laiſſe enfin à la femme une convaleſcence longue & faſtidieuſe, qui influe toujours ſur le phyſique? Ajouterai-je que le lait refoulé cauſe ces terribles maladies, nommées *lait répandu*, qui attaquent indifféremment toutes les parties du corps, & qui font périr cruellement, ou laiſſent des incommodités auxquelles la mort eſt préférable?

D'après cet expoſé, je conclurai donc par dire qu'à moins de raiſons fortes ſortes & plauſibles, qui ſont en très-petit nombre, & qui doivent être mûrement peſées par un Miniſtre de ſanté très-inſtruit, les Mères ne peuvent s'exempter de nourrir leurs enfans, & qu'elles ne doivent pas s'en rapporter là-deſſus à certaines Sages-femmes, ou à des Gardes qui ont un intérêt ſordide à les empêcher d'allaiter, pour qu'elles ſoient plus ſouvent dans le cas d'accoucher.

Ayant examiné, dans cette ſeconde partie, les Préjugés & Uſages abuſifs qui concernent les Femmes accouchées, je vais paſſer, dans la troiſième, à ceux qui ſont rélatifs aux enfans en bas âge.

Fin de la ſeconde Partie.

PRÉJUGÉS
ET
USAGES ABUSIFS
Concernant les Enfans en bas âge.

TROISIEME PARTIE.

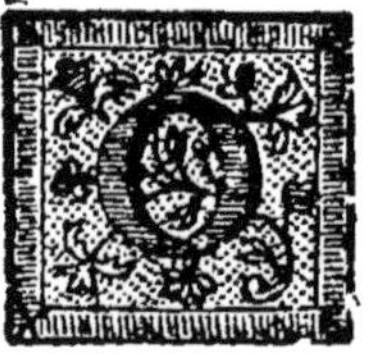

ON ne fait pas assez attention combien le soin qu'on prend des enfans en bas âge, dans l'état de santé, & combien la manière de traiter les incommodités qu'ils apportent en naissant, ou les maladies qui les attaquent par la ſuite, influent en bien ou en mal ſur leur conſtitution pour le reſte de la vie, ſuivant que l'adminiſtration de ces ſecours a été bonne ou mauvaiſe. Ces Etres foibles, dont nous devons deviner les beſoins phyſiques, & qui ne peuvent nous exprimer les maux qu'ils reſſentent, méritent bien qu'on étudie, plus particuliérement qu'on ne le fait, la ſcience qui a leur conſervation pour objet. Achevons donc de déchirer le voile de l'erreur ; ſubſtituons la méthode à l'empyriſme; que les Préjugés & les Abus cèdent à la raiſon ; que le bien remplace le mal : que mes Compatriotes & autres recueillent enfin, pour leurs Deſcendans, les fruits qu'une routine aveugle a juſqu'ici empêchés de mûrir.

Enfans crus viables à ſept

Pour peu qu'on examine la marche de la nature, on doit

mois, & non à huit.

s'appercevoir que généralement, plus ses différentes productions ont acquis d'accroissement, plus leur existence future est assurée. Cependant, d'après un faux principe, on pense qu'un fœtus * né à sept mois est viable, tandis qu'un venu à huit ne peut être élevé. Le préjugé là-dessus est poussé si loin chez certaines gens, que j'ai vu négliger absolument des enfans qu'on croyoit être nés à huit mois, (comme si les connoissances qu'une Femme a sur cet article étoient de toute infaillibilité) dans la persuasion que les soins qu'on pouvoit prendre d'eux étoient inutiles. Oui, j'ai vu confier de ces Etres infortunés à des personnes étrangères, pour les sustenter par quelques alimens peu convenables, en attendant que la mort vint les enlever ; sans que les Mères daignassent leur présenter le ſein, ou qu'on crût néceſſaire de les remettre entre les mains d'une Nourrice. J'ai à m'applaudir d'avoir démontré en quelques circonſtances la fauſſeté de cette opinion, & d'avoir conſervé à la Société des Membres que le préjugé & l'erreur ſembloient vouloir en proſcrire.

Pêtrir la tête avec les mains pour corriger ſes difformités.

Si la tête du fœtus * a été enclavée dans le baſſin, parce que ſon diamètre étoit trop volumineux pour enfiler librement le détroit de cette capacité ; ou ſi elle s'eſt préſentée obliquement, & a appuyé ſur un des os qui forment le pourtour de ce détroit, il arrive qu'elle prend une forme contre nature : alors la plupart des Sages-femmes ou des Gardes s'ingèrent de la pêtrir avec les mains, pour la reſtituer dans ſon état naturel ; comme ſi la nature, notre mère commune, ne rétabliſſoit pas cet accident de conformation, en passant d'une manière insensible par les nuances & les degrés nécessaires, pour qu'il n'en résulte rien qui puisse exposer l'enfant au danger : au lieu que la compression forte & subite qu'éprouve le cerveau, par l'action des mains de la Matrône ou de la Garde, dérange l'économie de ce viscère, & peut influer désavantageusement sur le moral & sur le physique de l'individu, comme on en a vu des exemples.

Délivrer avec trop de promptitude lorsque l'enfant vient au monde décoloré & languissant.

La précipitation avec laquelle presque toutes les Accoucheuses délivrent les Femmes, (Usage abusif dont il a été question dans la première Partie) fait qu'il arrive quelquefois qu'avant que le fœtus * ait respiré, il est privé de la communication que l'on doit cependant, autant que faire se peut, rétablir entre lui & sa Mère, s'il est pâle, foible & languissant; car si l'on manque à cette précaution, il périt presque toujours: au lieu qu'on le rend à la vie si l'on ne fait pas la ligature du cordon, & si l'on ne délivre pas que la circulation de la Mère à lui, & de lui à elle, n'ait peu-à-peu repris son cours; ce qui exige en certaines circonstances un assez long espace de temps, selon que les vaisseaux ombilicaux ont essuié un plus ou moins grand degré de compression dans le travail de l'enfantement, ou selon que le fœtus * lui-même a souffert. J'ai eu le bonheur de rappeller à la vie un grand nombre d'enfans, qui paroissoient morts en venant au monde, en leur soufflant de l'air dans les poumons, en les frictionant avec des linges trempés dans de l'eau-de-vie chaude, en leur chatouillant & irritant les organes de l'odorat & du goût, en enveloppant de linge chaud le cordon de ceux qui étoient foibles, pâles & décolorés, afin de rétablir la circulation entre eux & leurs Mères, pour ne pratiquer la ligature qu'ensuite; enfin, en faisant au plus vîte la section du cordon à ceux qui avoient le visage violet, & paroissoient apoplectiques, pour les saigner par ce moyen, & ne faire la ligature qu'ensuite.

Certaines Matrônes ont coutume, en pareil cas, d'extraire le délivre, & de le faire tremper dans un plat où il y a de l'eau-de-vie chaude, croyant que les vapeurs spiritueuses de cette liqueur pénètrent la masse du placenta *, & se transmettent, par les vaisseaux du cordon, jusques dans l'abdomen * du fœtus *, pour le vivifier. Les Gens instruits sentent que cette prétention est une chymère. L'Usage abusif suggère donc un moyen inutile, tandis qu'on ne ſuit pas les voies ſimples que nous indique la nature bienfaiſante, ou qu'on n'emploie pas des moyens méthodiques & raiſonnés, preſcrits par notre Art.

Faire la ſection du filet avec l'ongle.

Je ne puis m'empêcher de condamner une mauvaiſe pratique, miſe en uſage par quelques Sages-femmes ou Gardes, c'eſt de couper, ou pour mieux dire de déchirer le filet aux Nouveaux-nés avec l'ongle du pouce, que certaines laiſſent grandir à cet effet; au lieu de faire appeller un Chirurgien intelligent: car cette opération n'eſt pas, dans toutes les circonſtances, auſſi indifférente qu'on le croit vulgairement. J'ai vu réſulter, de la ſection ou déchirement du filet avec l'ongle, un gonflement & une inflammation qui ont empêché le mouvement de la langue, qui, en conſéquence, eſt devenue inhabile à exercer les fonctions nécessaires pour la succion * : ce qui a fait périr les enfans faute de nourriture. J'ai vu d'autres fois que les artères ranines * ayant été ouvertes, ces petits infortunés sont morts d'hémorrhagie, ou à la suite de cet écoulement.

Ligature sur la peau du ventre, & non sur le cordon, dans le cas d'exomphale.

Les enfans naissent quelquefois avec une exomphale ou hernie * par le trou du nombril. C'est un cas embarrassant pour une Matrône, par rapport à la manière de lier le cordon. Je crois devoir rapporter, à ce sujet, un fait dont j'ai vu les tristes suites.

Une Accoucheuse, au lieu de faire la ligature sur le cordon même, en dehors de l'exomphale, se mêla de réduire dans le bas-ventre les parties sorties, par le moyen du taxis*, & fit ensuite la ligature sur la portion de peau distendue, dans la fausse idée que la cicatrice s'opposeroit à une nouvelle formation de la hernie : mais, lors de la chûte du fil qui avoit servi de lien, il se manifesta une éventration *, qui fit périr la malheureuse victime de l'ignorance & de la présomption.

Préjugé au sujet des effets qu'on croit résulter de la ligature du cordon faite éloignée du ventre.

Il y a, au sujet de la ligature du cordon, un préjugé, qui, sans être préjudiciable aux enfans, donne lieu de taxer mal à propos d'impéritie les Accoucheurs ou les Sages-femmes. Pourquoi ne pas chercher à déchirer le voile de l'erreur? C'est toujours rendre service à l'espèce humaine : au reste, la chose est de mon sujet.

Un enfant a-t-il une exomphale, ou sortie des boyaux par le trou du nombril; ce qui a été occasionné par quelques vives douleurs, par un effort pour aller à la selle, par ses cris, ou par la pernicieuse coutume d'emmaillotter; on dit que l'Accoucheur ou la Matrône ont lié le cordon trop loin du ventre. Mais peu importe qu'on en fasse la ligature plus ou moins près, sa séparation se fait toujours d'une manière uniforme dans l'endroit où la peau se termine. J'ai vu une Sage-femme qui ne lioit le cordon qu'à la distance de cinq à six pouces, pour, disoit-elle, empêcher les enfans d'avoir des tranchées, & je ne me suis pas apperçu que ceux à qui elle a fait l'opération de cette manière fussent plus sujets aux hernies * ombilicales que d'autres. Cependant les Accoucheurs ont déterminé le siège de la ligature du cordon ombilical à environ deux pouces. En la plaçant le plus près possible du ventre, comme quelques-uns l'indiquent, on risque de lier la portion de peau qui s'étend, pour l'ordinaire, de quelques lignes sur le cordon, &

par conſéquent de donner lieu à une éventration * conſécutive * : ou bien, ſi la ligature venoit à couper le cordon, comme cela arrive quelquefois, il ne ſeroit plus poſſible d'en placer une autre au deſſous, pour ſe rendre maître de l'hémorrhagie.

Faux emploi des évacuans, pour faciliter la ſortie du méconium.

Il y a un Uſage abuſif, rélativement aux Nouveaux-nés, qui tient en partie à la pernicieuſe coutume qu'ont les Mères de ne pas préſenter le ſein qu'au troiſième jour. En attendant cette époque, on donne aux enfans de l'eau miellée ou ſucrée, de la manne diſſoute, ou du ſyrop de chicorée mêlé avec de l'huile d'amandes douces, pour faire évacuer leurs phlegmes & leur méconium * ; tandis que ce devroit être au coloſtre *, ou premier lait à favoriſer cette excrétion *. Voilà donc un moyen pharmaceutique * ou artificiel subſtitué à celui que préſente la nature: lorſque, par un contraſte ſingulier, ſi la Mère n'allaite pas, on fait venir une Nourrice d'une campagne peu éloignée, ou du lieu même, qui donne auſſi-tôt le ſein au Nouveau-né; ſans qu'on ait eu la précaution de lui faire prendre auparavant de ce mêlange pour l'évacuer, & pour diſpoſer ſon eſtomac & ſes inteſtins * à digérer le lait épais de ſa Nourrice. On néglige donc, lorſque la Mère allaite, un moyen naturel pour en employer un factice *; & au contraire, quand on donne une Nourrice étrangère à l'enfant, on n'aide pas la nature par les ſecours que l'Art fournit.

Abus du maillot.

Quand l'Homme connoîtra-t-il donc ſes vrais intérêts? quand jugera-t-il ſainement? Sera-t-il toujours l'artiſan de ſes malheurs? Comment ne voit-on pas que l'uſage du maillot ne peut qu'être préjudiciable à chaque individu en particulier, & par conſéquent à l'eſpèce humaine en général? Peut-on ne pas s'appercevoir que des membres foibles & délicats, qui devroient croître par la liberté & par l'exercice, étant contraints & ſerrés, ne ſe développent qu'avec peine, & n'acquierrent que des forces lentes & tardives? Et s'ils ſont comprimés dans une mauvaiſe direction, ne leur procurera-t-on pas une conformation vicieuſe? Si nous ne voulons-pas nous donner la peine d'examiner les objets qui nous environnent, pour en tirer des conſéquences utiles, raiſonnons au moins d'après l'analogie. Les Sauvages qui, dès qu'ils viennent au monde, ſont abandonnés à eux-mêmes, & nuds dans des mannes ou dans des trous creuſés en terre & remplis de mouſſe, ne ſont-ils pas plus grands, plus forts, mieux conſtitués, & plus agiles que nous, qui dès la naiſſance ſommes reſſerrés dans l'étroite priſon du maillot? Enfin, voit-on des difformités chez les animaux comme chez les hommes? Oui, les langes dont les enfans ſont entourés ne peuvent que les contenir douloureuſement, les inquiéter, les échauffer, les renfermer enfin dans un air concentré, & rendu mal-ſain par la tranſpiration, l'urine & les matières fécales. Ces entraves excitent par conſéquent chez-eux des cris qui troublent leurs digeſtions, & ſont la cauſe de deſcentes. Ajoutons que, la poitrine étant comprimée, le poumon ne ſe dilate qu'avec peine, ce qui prépare le germe des pulmonies. En outre, les viſcères du bas-ventre, les vaiſſeaux & les glandes de tout le corps, excepté

de

de la tête, étant à la gêne, les ſucs s'y engorgent, & ſe dévoient même de certaines parties ſur d'autres. Delà les obſtructions du foie, de la rate, du mézentère, & le reflux des liqueurs vers la tête, qui groſſit en raiſon du dépériſſement du reſte de la machine: delà le rachytis * & les convulſions. Comment des Etres intelligens, ou qui croient avoir cette qualité en partage, ne s'apperçoivent-ils pas que les gémiſſemens de ces petits infortunés ceſſent dès qu'on les débarraſſe du maillot, & recommencent dès qu'on les remet dans les liens? C'eſt l'innatention, le manque d'attachement & la pareſſe des Nourrices mercenaires qui perpétuent une méthode ſi abuſive. Il faut avouer que les gens ſans prévention ont déja ſecoué ce préjugé de la mode: cependant il s'en faut de beaucoup que la raiſon ait généralement fait là-dessus les progrès qu'on devoit attendre : mais il faut espérer qu'enfin ils ne seront pas tardifs. Dans l'expectative de cette heureuse révolution, je puis dire avoir observé, avec une satisfaction réelle, que, depuis quelques années qu'on a proscrit en partie la pernicieuse coutume d'emmailloter, on voit moins d'enfans incommodés qu'auparavant.

Abus de la bouillie.

Ne sont-ce pas ces mères empruntées qui sont à la solde des parens ? Ne sont ce pas les Nourrices qui perpétuent aussi l'usage de cette colle indigeste dont elles surchargent l'estomac foible & délicat des malheureux individus confiés à leurs soins ? Ces femmes ayant gorgé les enfans d'un aliment lourd, de bouillie, en un mot, diminuent par ce moyen le besoin que ces petits infortunés auroient de boire plus souvent.

Elles ne conſultent pas en cela l'avantage des nourriſſons, mais le leur propre, en ménageant leur lait, de crainte de ſe fatiguer & de s'affoiblir. Elles prétendent que la bouillie appaiſe les tranchées auxquelles les Nouveaux nés ſont ſujets, parce qu'ayant l'eſtomac rempli d'un mets viſqueux & qui a beaucoup de conſiſtance, ils deviennent comme engourdis juſqu'après la digeſtion imparfaite de ce mauvais aliment : mais lorſque la ſtupeur * eſt paſſée, ils annoncent par leurs cris l'imperfection & le vice de cette digeſtion. Dans la fauſſe vue de leur procurer un bien actuel, on leur prépare une ſomme de maux pour l'avenir ; on leur affoiblit les organes digeſtifs * qu'on enduit de crudité aceſcentes *, qui donnent lieu à des coliques & à des déjections * poracées * ; on diſpoſe leurs humeurs à acquérir de l'épaississement ou d'autres vices, d'où s'ensuivent le carreau *, le rachytis *, les écrouelles *. A la vérité, ils paroissent gras & bien portant; mais leur embonpoint n'est que factice *, & causé seulement par l'obstruction des vaisseaux lymphatiques * & des glandes. Ce n'est le plus souvent qu'au sevrage qu'on s'apperçoit que la prétendue graisse n'étoit que bouffissure, & qu'ils ont le ventre dur & tendu, le foie tuméfié *, & la tête volumineuse, tandis que les autres parties sont dans la maigreur.

Si l'on permet de la bouillie aux enfans, il faut qu'elle soit très-cuite, liquide, & faite avec de la farine cuite au four, du pain bien émietté ou de la semoule.

Administration de l'eau de pavot.

La fausse digestion de la bouillie étant faite quelques heures après qu'elle a été avallée, l'estomac n'eſt plus diſtendu, & ne preſſe plus ſur les vaiſſeaux & ſur les nerfs qui l'environnent : par conſéquent, l'engourdiſſement ceſſe vers le temps même de la ſoirée où la Nourrice voudroit ſe livrer au repos, qui eſt dérangé par les cris de l'enfant, occaſionnés encore par la compreſſion douloureuſe qu'exerce le maillot, ou par toute autre cauſe. Or, pluſieurs d'entre ces femmes ont la condamnable coutume, pour aſſoupir leurs nourriſſons, de leur faire boire de la décoction de pavot. On ſent combien l'adminiſtration de ce narcotique * eſt dangereuſe ; combien il ſtupéfie le genre nerveux, & ſuſpend les ſecrétions *, d'où peuvent réſulter des maux infinis.

Allaitement par les Nourrices mercenaires.

Combien d'autres inconvéniens directs ou indirects n'enttaîne pas après ſoi l'allaitement par les Nourrices mercenaires ? Un Nouveau né remis entre les mains de ces femmes gagées, est d'abord privé du lait de sa mère; aliment seul qui lui est destiné par la nature: ensuite, il l'ôte à l'enfant de sa Nourrice même, qu'elle sevre très-jeune, ou qu'elle met hors de chez elle à vil prix. De l'une à l'autre, on voit combien l'abus & le mal se propagent, ou bien la Nourrice allaite l'enfant d'autrui & le sien; à quoi elle ne peut suffire qu'en les surchargeant tous deux de bouillie : au lieu que si elle n'en avoit qu'un à sustenter, & qu'elle eût suffisamment de lait, le besoin de s'en débarrasser feroit qu'au moins elle donneroit moins de l'autre aliment visqueux * & indigeste. Ajoutons qu'une femme de la Ville est d'une constitution plus foible, toutes choses égales d'ailleurs, qu'une Villageoise, dont la nourriture & l'exercice diffèrent de ceux de la citadine. Or, en ſuivant la filiation des choſes, le lait de la payſane aura donc trop de conſiſtance & ſera trop lourd, vu la ſoibleſſe des viſceres digeſtifs de l'enfant de la Ville, ce qui entraîne, à peu de choſe près, les mêmes ſuites que nous avons attribuées à l'uſage de la bouillie.

Préjugé qu'un nouveau Nourriſſon renouvelle le lait.

Mais, guidés toujours par le préjugé, bien des gens me diront qu'un nouveau nourriſſon renouvelle le lait : ce qui prouve qu'il n'eſt point d'abſurdités auxquelles le vulgaire n'ajoute foi. Et moi je ſoutiens qu'outre les effets dangereux d'un vieux lait & qui ſont en grand nombre, une femme qui nourrit depuis neuf ou dix mois, eſt plus ſujette à devenir groſſe, qu'une qui eſt accouchée nouvellement. Voilà donc le nourriſſon plus en danger d'être gâté, que s'il avoit eu un lait frais. Ainsi, concluons que quand les mères sont dans la malheureuse impossibilité de nourrir, il faut toujours donner aux enfans le lait le plus nouveau, sur-tout si c'est un citadin qui doive être allaité par une Villageoise.

Logemens mal sains des Nourrices, défaut de soin.

Mais combien d'autres maux ne causent pas à ces petits individus l'incurie, le défaut d'attachement, & la pauvreté même de Nourrices mercenaires ! Combien en outre, ne leur transmettent-elles pas de vices physiques & moraux ! La nomenclature en seroit trop longue. Occupons-nous simplement des abus auxquels on peut remédier, & dont on néglige cependant la réforme, par la raison peut-être qu'elle est simple & facile. Je dirai donc que les femmes peu aisées se logent dans des appartemens bas, enfoncés, humides, ſouvent trop échauffés, puans & non aérés : que n'ayant pas d'ailleurs les ſollicitudes qu'auroient ſans doute les vraies Mères, elles laiſſent croupir les enfans dans leur berceau, ne leur font pas reſpirer le grand air, de peur, diſent-elles, de les enrhumer, les abandonnent dans une chaiſe, ou par terre, à la garde le plus ſouvent d'autres enfans, qui à peine ont aſſez de raiſon pour ſe conduire eux-mêmes. Toutes ces erreurs dans l'éducation phyſique des germes de la ſociété, à part les accidens, donnent lieu aux maladies de la peau, à l'obſtruction des glandes, aux écrouelles *, au rachytis *.

Voile épais pour recouvrir le cerceau au-deſſus de la tête.

De l'abus de croire que les enfans en bas âge doivent être élevés dans des eſpeces d'étuves, & qu'ils ne doivent pas jouir des bienfaits de l'atmoſphere * libre, s'enſuit un autre pratique non moins ſujette à de mauvaiſes ſuites, c'eſt de couvrir leur berceau d'un voile fort épais qui forme une voûte peu ſpacieuſe au-deſſus de la tête, par le moyen d'une eſpece de dôme fait avec des cerceaux; cavité dans laquelle ſe concentrent les vapeurs de la reſpiration, ſans qu'elles puiſſent s'en échapper, ni que l'air extérieur y ait accès.

Langes mouillés d'urine & employés de nouveau après avoir été ſéchés.

Comment des femmes étrangeres & gagées, dont le ſalaire n'eſt pas ſuffiſant pour qu'elles s'occupent en total de leurs nourriſſons, peuvent-elles prendre ſoin d'eux, comme cela s'exécuteroit ſous les yeux d'une mère? J'en ai vu pluſieurs qui, de crainte de faire ſouvent la leſſive, renouveloient peu les langes, & faiſoient ſervir de nouveau ceux qui avoient été mouillés par l'urine, après les avoir ſeulement fait ſécher, uſage condamnable qui occaſionne des rougeurs, des prurits *, des excoriations *.

Lavage à l'eau chaude.

Par une conſéquence qui dérive du goût qu'a le vulgaire en général pour la méthode échauffante, on lave toujours les enfans avec de l'eau chaude qui les énerve, tandis qu'on ne devroit employer, pendant l'hyver, que de l'eau à peine dégourdie, & de l'abſolument froide pendant l'été, avec la précaution, dans l'une & l'autre circonſtances, d'y faire diſſoudre un peu de ſavon, pour nettoyer les endroits du corps les plus ſujets à être craſſeux. Oui le lavage à l'eau chaude relâche & amollit ces petits individus, tandis que celui à froid les fortifie, les préſerve des maladies de la peau, auxquelles ils ſont fort ſujets, ainſi que des rhumes, des engelures, des obſtructions, des deſcentes & du rachytis * Je puis aſſurer que ce que j'avance est le résultat de mes observations depuis plusieurs années.

Crasse considérable laissée sur la tête des enfans.

Par un autre préjugé, on laisse sur la tête des enfans la crasse quelquefois considérable qui y vient, & qui, en empêchant la transpiration du cuir chevelu *, la fait jetter sur les yeux, les oreilles, le nez, la bouche, & les glandes de la partie supérieure du col. Quoiqu'en puissent dire les Nourrices, cette crasse est pernicieuse, bien loin d'être salutaire, comme elles voudroient le prouver par de mauvais raisonnemens : & je soutiens, contre leur avis, qu'il faut la faire tomber, & l'enlever doucement avec une brosse trempée dans de l'eau de savon.

Bercer trop fort.

Je ne m'oppose pas à ce que l'on berce très-doucement les enfans lorsqu'ils prouvent par leurs cris plaintifs qu'ils ressentent quelques maux. Mais les balancemens considérables qu'on leur fait essuyer, influent désavantageusement sur le cerveau & sur l'estomac.

Attribuer à la dentition les convulsions & les déjections poracées.*

On met souvent sur le compte des germes prétendus des dents, les convulsions, & ces déjections * poracées * que les enfans rendent avec des tranchées très-vives ; mais il est rare que la dentition seule, sans aucune complication de maladie putride, soit la cause de ces accidens : souvent même la dentition n'y est absolument pour rien. La fausse opinion où l'on est que c'est toujours la percée des dents qui donne lieu à ces symptomes, empêche que l'on appelle un Médecin instruit pour remédier à la maladie, & on laisse périr ces petits infortunés, en disant que la difficulté de la sortie des dents les a enlevés.

Hochets

Lorsque les enfans souffrent pour

garnis de cryſtal ou de corail.

la percée de leurs dents, & qu'ils ont les gencives tuméfiées * & douloureuſes, on leur met en main pour les diſtraire, & leur rafraîchir la bouche, un hochet garni de cryſtal ou de corail. Cet uſage a même été accrédité par des Auteurs de mérite; mais ces corps durs rendent ler gencives calleuſes * & s'oppoſent par conſéquent à l'intention curative *, qui eſt d'amollir & de relâcher ces parties. Une petite croûte de pain, un morceau de régliſſe ou de racine de guimauve ſont infiniment préférables.

Liſières ou bretelles.

Le plaiſir que l'on goûte à voir marcher un petit enfant, fait qu'on s'efforce de développer chez lui cette faculté par toutes ſortes de moyens, parmi leſquels j'en ai reconnu un ſuſceptible d'inconvéniens; c'eſt de les ceindre de liſières ou bretelles qui leur compriment la poitrine, leur font lever les épaules, & empêchent le retour du ſang du cerveau. L'uſage des liſières devroit être borné à les ſoutenir ſeulement, & à les empêcher de tomber lorſqu'ils marchent ſeuls, & qu'ils ſont trop pétulens.

Uſage abuſif des corps à baleines.

Les peuples les mieux faits de la terre, & qui ont la plus belle taille, ne portent point de corps à baleines. Pourquoi donc nous obſtinons-nous à empriſonner le ventre & la poitrine de jeunes Etres chez leſquels ces parties doivent croître & ſe fortifier ? Peut-on être aſſez dépourvu de connoiſſances, & en même temps aſſez cruel pour ne pas s'appercevoir que la compreſſion qu'exerce, la gêne & les douleurs que cauſe une machine inflexible, dure, contondante, & qui n'imite pas la figure du tronc ſur lequel elle eſt garrottée, ne fait qu'excorier * la peau, & la déprimer en plusieurs endroits ; étrangler les vaisseaux & les nerfs ; refouler les liqueurs ; déplacer les viscères ; troubler par conséquent les fonctions naturelles ; affaisser & applatir les mammellons *, de maniere à rendre la plupart des filles inhabiles à allaiter, lorsqu'elles deviennent mères dans la suite ; enfin, faire déjetter les os du thorax *, & leur procurer une configuration vicieuse ? Combien de maux l'usage des corps à baleines ne cause-t-il donc pas à l'humanité ! Cette pernicieuse mode n'est à la vérité plus autant en vigueur depuis que l'éloquent Orateur de Genève, & plusieurs autres amis de l'espèce humaine l'ont foudroyée : mais elle ne l'est malheureusement encore que trop chez cette classe que l'on nomme bourgeoisie, & qui est un des principaux nerfs de

l'État ;

l'État ; mais il faut espérer que la révolution heureuse qui doit achever de l'éclairer sur ses propres intérêts, & sur le bien de ses descendans, n'est pas éloignée, c'est le vœu que forme tout bon patriote.

Méthode échauffante dans le traitement de la rougeole & de la petite-vérole.

J'ai déjà dit que le commun des gens est partisan de la méthode échauffante : aussi, dans la rougeole & la petite vérole, on tient les enfans exactement couverts, dans une chambre fort chaude, dont on ne renouvelle pas l'air, & on leur administre des boissons incendiaires * & bues chaudes, tout cela sous prétexte de hâter l'éruption *, à laquelle cette espèce de traitement s'oppose bien plutôt, & donne lieu à l'esquinancie, à l'inflammation de la poitrine, au délire, aux convulsions, & à quelque maladie de langueur consécutive *. Ajoutons que ce moyen curatif * rend la petite vérole maligne & confluente, tandis que l'air frais & renouvellé, le linge propre, au lieu du sale qu'on emploie communément, les couvertures légeres, les délayans & tempérans opèrent les meilleurs succès. On peut assurer que la plus grande partie des enfans qui meurent de la petite vérole, ou qui sont défigurés par ses ravages, le doivent à la meurtriere pratique échauffante, suivie par les femmes avec une espèce de fanatisme, au lieu d'appeller un Ministre de santé habile, pour traiter méthodiquement des maladies de cette importance. Il conviendroit même de prévenir la petite vérole naturelle par l'artificielle, au moyen de l'inoculation *, dont j'ai sous les yeux plusieurs exemples de la plus grande réussite. Nous avons sur ce sujet nombre d'ouvrages intéresſans ; dont un Précis clair & méthodique qui a remporté en 1772, le prix de l'Académie Royale des Sciences, Inſcriptions & Belles-Lettres de Toulouſe. La queſtion étoit de » déterminer les avan» tages & la meilleure méthode » d'inoculer la petite vérole „. L'Auteur eſt M. Camper, de pluſieurs Académies.

Je viens de préſenter à MM. les Académiciens le réſultat de mes réflexions ſur *les Préjugés & les Uſages abuſifs qui concernent les Femmes enceintes, celles qui ſont accouchées, & les Enfans en bas âge.* Autant qu'il a été en mon pouvoir, je les ai combattus dans les différentes circonſtances, & pluſieurs fois j'ai goûté la joie pure que cauſe un triomphe qui n'a pour objet que l'intérêt public ; mais l'influence d'un ſeul homme ſur ſes ſemblables, n'a pas force de loi : il faut pour l'établir l'espèce de sanction que peuvent lui donner les suffrages de la Société savante, dont les travaux ne tendent qu'au bien de l'humanité.

FIN.

EXPLICATION

Des termes de l'Art qui peuvent ne pas être familiers à certains Lecteurs.

A

ABDOMEN. Bas-ventre.

ABORTIF. Fœtus abortif. Enfant venu dans les premiers mois de la groſſeſſe.

ACESCENT. Qui tourne à l'aigre.

ACRIMONIE. Acreté.

AIGU. Maladie aiguë. Maladie violente & dangereuſe qui ſe termine bientôt.

ALCALIN. Sentant la pourriture, l'œuf couvi.

ALCALISER. S'alcaliſer. Se corrompre.

AMULETTE. Remède, figure ou

caractère qu'on porte ſur ſoi, auxquels la crédulité ou la ſuperſtition attribuent beaucoup de vertus.

ASTRINGENT. Remède qui reſſerre.

ATMOSPHÈRE. Atmoſphère libre. Air libre. Grand air.

ATONIE. Inaction.

C

CALLEUX. Dur. Racorni.

CARREAU. Maladie des enfans qui ont le ventre dur & tendu.

CELLULAIRE. Tiſſu cellulaire. Tiſſu qui unit enſemble toutes les parties du corps.

CHEVELU. Cuir chevelu. La peau de la tête.

CHYLE. Liqueur extraite des alimens, qui contient toutes les autres humeurs du corps.

COLOSTRE. Premier lait ſéreux qui ſe trouve dans le ſein des Femmes après la délivrance.

CONSÉCUTIF. Qui a lieu dans la ſuite.

CONTRACTILE. Force contractile. Action par laquelle une partie ſe reſſerre.

CORDIAL. Remède cordial, qui conforte le cœur en échauffant.

CURATIF. Indication curative. Moyen curatif. Moyen de traitement que le caractère de la maladie indique d'employer.

D

DÉJECTION. Les excrémens, les ſelles d'un malade.

DIAPHRAGME. Muſcle en forme de cloiſon, qui ſépare la poitrine d'avec le bas-ventre, & qui eſt un des principaux agens de la reſpiration.

DIARRHÉE. Dévoiement. Flux de ventre.

E

ÉCROUELLES. Scrophules. Humeurs froides.

ÉLABORÉ. Travaillé. Perfectionné.

EMMÉNAGOGUE. Remède irritant, qui porte les humeurs vers la matrice.

ÉMOLLIENT. Qui amollit, qui relâche.

ENGOUEMENT. Engorgement.

ÉRUPTION. Sortie des boutons.

ÉVENTRATION. Sortie des inteſtins ou boyaux hors du ventre.

EXCORIATION. Ecorchure.

EXCORIER. Ecorcher.

EXCRÉTION. Evacuation.

EXPANSION. Croiſſance.

EXTREMITÉ. Extrêmités inférieures. Cuiſſes, jambes & pieds.

F

FACTICE. Faux & artificiel.

FIBRE. Ce qui forme la chair, vulgairement parlant.

FLUIDES. Humeurs du corps.

FŒTUS. Enfant que la Mère porte dans ſon ſein.

FRICTION. Frottement.

FUMIGATION. Action de brûler quelques ſubſtances, pour en répandre la vapeur.

H

HERNIE. Deſcente. Rupture.

HÉROÏQUE. Remède héroïque, ayant beaucoup de vertu. Spécifique.

HYPOGASTRIQUE. Région hypogaſtrique. Partie inférieure du bas-ventre.

I

INCENDIAIRE. Qui échauffe conſidérablement, comme le ſafran, la canelle, la muſcade, le clou de girofle, le vin, les liqueurs, &c.

INCRASSANT. Remède incraſſant ; c'eſt-à-dire, qui épaiſſit le ſang.

Indication. *Voyez* Curatif, à la lettre C.

Inoculation. Opération par laquelle on communique artificiellement la petite vérole.

Intensité. Exiſtence. Force. Activité.

Intestin. Vulgairement boyau.

L

Lactifère. Conduits lactifères, qui donnent paſſage au lait ; qui le portent, qui le charrient.

Lochies. Ce qu'on nomme ordinairement vuidanges ou purgations.

Lymphatique. Vaiſſeaux lymphatiques, qui charrient la partie blanche du ſang.

M

Mamelon. Ce qu'on nomme vulgairement bout.

Méconium. Excrément noir & épais, qui s'amaſſe dans les inteſtins de l'enfant pendant la groſſeſſe.

Miliaire. Éruption miliaire. Petits boutons, reſſemblans à des grains de millet, qui viennent ſur la peau.

N

Narcotique. Qui aſſoupit.

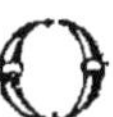

Ombilic. Nombril.

Orgasme. Grande agitation.

P

Périodique. Qui ſe fait à temps marqués.

Pharmaceutique. Tiré de la Pharmacie des Apothicaires.

Placenta. Arrière-faix. Délivre.

Pléthore. Abondance de ſang.

Plétorique. Sanguin.

PORACÉ. Dont la couleur verdâtre tire ſur celle du poireau.

PRÉMATURÉMENT. Avant terme.

PRURIT. Démangeaiſon.

PUBIS. Partie inférieure du bas-ventre.

PUTRESCIBLE. Sujet à ſe corrompre.

R

RACHYTIS. Noueure.

RANINE. Artères ranines. Vaiſſeaux artériels - ſanguins, placés ſous la langue.

RARÉFIÉ. Air raréfié. Air qui étant échauffé devient plus léger, & occupe cependant plus d'eſpace qu'il n'en occupoit auparavant.

RARÉFIER. Faire occuper plus de place à quelque choſe qu'elle n'en occupoit auparavant.

RÉPERCUSSION. Refoulement. Rentrée dans le torrent des humeurs.

RÉSORBTION. Rentrée dans le ſang.

RIGIDITÉ. Roideur. Défaut de ſe prêter.

S

SACCADE. Secouſſe prompte & violente.

SECRÉTION. Filtration. Séparation.

SKIRREUX. Grandement engorgé & dur.

SPASMODIQUE. Déſordonné.

SPIRITUEUX. Qui renferme des eſprits, comme le vin, les liqueurs.

SPONTANÉE. Qui ſe fait de ſoi-même, ſans être excité.

STERCORAL. Matières ſtercorales. Excrémens ſtercoraux. Matières fécales.

STUPEUR. Engourdiſſement.

SUBSÉQUENT. Qui a lieu par la ſuite.

SUCCION. Action par laquelle l'enfant pompe le lait contenu dans les mamelles.

SYMPTOMATIQUE. Dépendant d'une maladie quelconque.

T

TAXIS. Manière de faire rentrer les descentes à l'aide des mains seules.

TÉNU. Plus ténu. Moins épais.

THORAX. Poitrine.

TON. Force. Roideur.

TONIQUE. Action tonique. Vertu particuliere, au moyen de laquelle une partie conserve son action, sa force, sa roideur.

TOPIQUE. Remède appliqué sur une partie.

TUMÉFIÉ. Enflé.

U

UTÉRIN. Venant de la matrice. Appartenant à la matrice.

UTERUS. Matrice.

V

VAGIN. Conduit de la pudeur.

VARIQUEUX. Parſemé de veines gonflées & noirâtres.

VISQUEUX. Gluant.

VOIE. Premières voies. C'eſt l'eſtomac où ſe fait la première digeſtion.

VOLATIL. Eſprit volatil. Le vinaigre; les eaux ſpiritueuſes & de ſenteur; l'eſprit volatil de corne de cerf, de ſel ammoniac; l'eau de luce; les ſels volatils d'Angleterre & de vinaigre.

FIN.

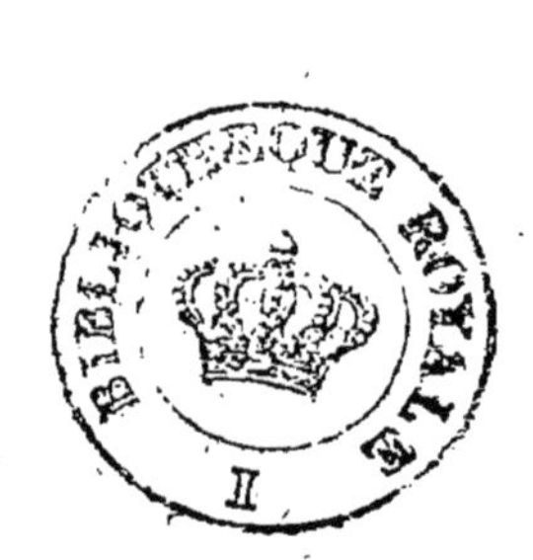
BIBLIOTHÈQUE ROYALE

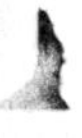

www.ingramcontent.com/pod-product-compliance
Ingram Content Group UK Ltd.
Pitfield, Milton Keynes, MK11 3LW, UK
UKHW020157200726
13856UKWH00003B/1036

9 782011 901385